BEI GRIN MACHT SICH IHR WISSEN BEZAHLT

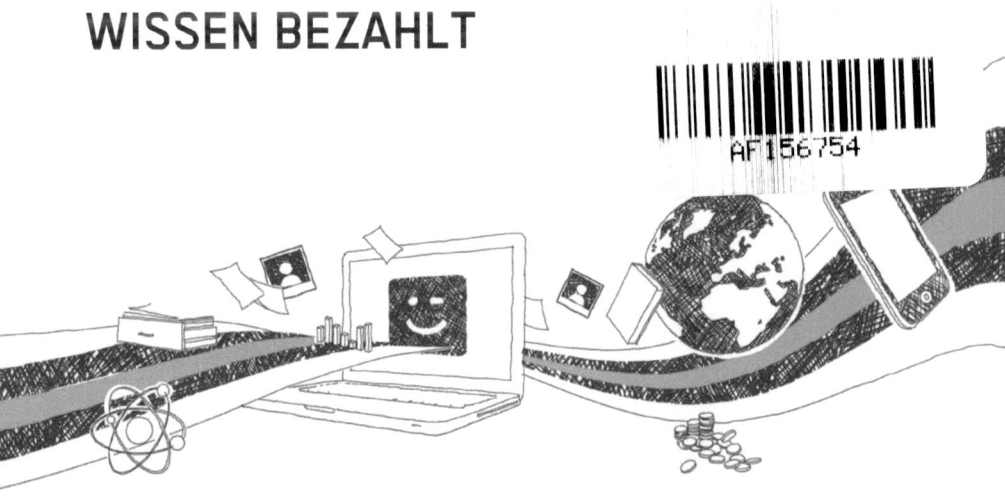

- Wir veröffentlichen Ihre Hausarbeit,
  Bachelor- und Masterarbeit

- Ihr eigenes eBook und Buch -
  weltweit in allen wichtigen Shops

- Verdienen Sie an jedem Verkauf

Jetzt bei www.GRIN.com hochladen
und kostenlos publizieren

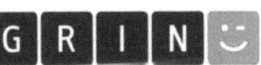

Bibliografische Information der Deutschen Nationalbibliothek:

Die Deutsche Bibliothek verzeichnet diese Publikation in der Deutschen National-bibliografie; detaillierte bibliografische Daten sind im Internet über http://dnb.d-nb.de/ abrufbar.

Impressum:

Copyright © 2014 GRIN Verlag
Druck und Bindung: Books on Demand GmbH, Norderstedt Germany
ISBN: 9783346074942

Dieses Buch bei GRIN:

https://www.grin.com/document/509874

Robin Kaiser

Human Enhancement. Die Maximierung der individuellen Leistungsfähigkeit durch Neuroenhancement und technischen Fortschritt

GRIN Verlag

GRIN - Your knowledge has value

Der GRIN Verlag publiziert seit 1998 wissenschaftliche Arbeiten von Studenten, Hochschullehrern und anderen Akademikern als eBook und gedrucktes Buch. Die Verlagswebsite www.grin.com ist die ideale Plattform zur Veröffentlichung von Hausarbeiten, Abschlussarbeiten, wissenschaftlichen Aufsätzen, Dissertationen und Fachbüchern.

Besuchen Sie uns im Internet:

http://www.grin.com/

http://www.facebook.com/grincom

http://www.twitter.com/grin_com

Human Enhancement

Die Maximierung der individuellen Leistungsfähigkeit durch Neuroenhancement und technischen Fortschritt.

Student: **Robin Kaiser**
Studiengang: **Psychologie**
Semester: **1.**

Studienstandort: Berlin

Abgabe am: 12.03.2014

Inhaltsverzeichnis

Abstract

Human Enhancement beschäftigt sich mit der Verbesserung des Menschen als Ganzes auf kognitiver, emotionaler und motivationaler Ebene, ohne eine medizinische Notwendigkeit. Pharmakologisches Neuroenhancement ist der primäre Hoffnungsträger, der diesen progressiven Prozess einleiten soll. Über die exemplarische Darstellung einiger pharmakologischer Medikamente hinaus werden grundlegende Prävalenzen und Motive dargelegt. Danach folgt eine mediale, gesellschaftliche und sozialethisch Betrachtung auf Neuroenhancemant. Die Arbeit schließt mit dem technischen Teil, welcher besonders futuristisch beleuchtet und einer anschließenden kritischen Diskussion unterzogen wird.

Human enhancement deals with the improvement of human beeings on a cognitive, emotional and motivational level without any medical necessity. Nowadays pharmacological neuroenhancement is the strongest faktor to initiate this process. Moreover the presentation of some selected remedies in the study outlines the prevalence and motives for using neuroenhancement. This is followed by a medial, social and socio-ethical view on neuroenhancement. The paper ends with a technical domain, which is particularly futuristically illuminated, and finally leads to a critical discussion.

1) Einleitung

Human Enhancement (engl. enhancement für Verbesserung oder Steigerung) bezieht sich auf eine, durch natürliche oder künstliche Mittel erreichte Verbesserung des Menschen. Diese soll die jetzigen Grenzen unserer Fähigkeiten aufheben und auf ein neues Level bringen. Etwas spezifischer ist der Terminus des Neuroenhancements. Dieser schließt die technische Domäne aus.

Pharmakologisches Neuroenhancement (PN) bildet einen Sammelbegriff für alle medizinischen Substanzen, welche sowohl die kognitive als auch die emotionale und motivationale Verbesserung von gesunden Personen herbeiführen soll. In Analogie zum Leistungssport spricht man stellvertretend auch von „Hirn Doping". Dies legt auch nahe, dass es sich bei PN teilweise um eine missbräuchliche Einnahme von entweder verschreibungspflichtigen oder illegalen Substanzen handelt. Der Begriff Cognitiv Enhancment kennzeichnet noch etwas genauer die Verbesserung rein kognitiver Fähigkeiten. Sogenannte „Soft Enhancer" wie Kaffee oder Traubenzucker fallen deswegen in die Kategorie Neuroenhancement, aber nicht in die Gattung Cognitiv Enhancement.

Da es sich bei der Definition von Neuroenhancement nicht um eine vereinheitlichte handelt, gibt es auch Fachliteratur, in der sogar stimmungsaufhellende Mittel wie Alkohol zu Neuroenhancement gezählt wird.

Um Missverständnissen vorzubeugen werden die von mir vorgestellten Messdaten immer erst operationalisiert, um die doch recht schwammigen Begrifflichkeiten des Neuroenhancement klarer zu definieren. Das Streben nach Verbesserung und Optimierung liegt im menschlichen Sein. So zieht es sich durch die Geschichte, dass Menschen immer wieder versucht haben, ihren Geist und ihren Körper so zu gestalten, dass die eigene Leistungsfähigkeit zunahm. Die daraus entstandene Diskussion über PN ist also keine neue, sie wurde lediglich aufgrund einer starken Medienpräsenz und der immer wachsenden Vielfalt an pharmazeutischen Produkten neu aufgerollt.

Auf der einen Seite genießt Neuroenhancement ein starkes gesellschaftliches Interesse, auf der anderen fehlt es jedoch an wissenschaftlichen Studien und Belegen (Partridge, Bell, Lucke, Yeates, & Hall, 2011). Erst nach einer entsprechenden Grundlagenforschung ist überhaupt daran zu denken, PN real und weniger medial einzugliedern.

2) Generelle Wirkungsweisen

Welche Wirkungsmechanismen und Ansätze zum kognitiven Enhancement gibt es?

Alle derzeit bekannten potenziellen Neuroenhancer wurden ursprünglich zur Therapie von Kranken entwickelt. Noch gibt es keine Medikamente, welche explizit für die Verbesserung von Gesunden hergestellt werden. In dem Zusammenhang spricht man von einem off-label use, da zugelassene Arzneien außerhalb ihres Anwendungsbereichs eingenommen werden. „Aus pharmakologischer Sicht spielt es aber durchaus eine Rolle, ob mit einem Eingriff ein gestörtes System korrigiert, oder ein normal funktionierendes System optimiert werden soll" (Dimitros Repantis, 2011). Nur bei entsprechend defizitärem Gesundheitszustand können die Medikamente im vollständigen Maße ihre entsprechenden Wirkungsweisen entfalten. Aufgrund der Illegalität des off-label use von PN bei Gesunden, gibt es nahezu keine Experimentalstudien, welche die Wirksamkeit oder die Unwirksamkeit eines Stoffes belegt. Die Wissenschaft beschränkt sich hier primär auf die Methode der systematischen Befragung bezüglich Neuroenhancement.

Das kognitive Enhancement erweist sich als das am schwierigsten zu verbessernde System. Intelligenz ist ein komplexes, hypothetisches Konstrukt, welches nicht mit einer monokausalen Veränderung verbessert werden kann. Das Zusammenspiel von elektrischer und chemischer Reizübertragung im Gehirn ist dermaßen ausdifferenziert, dass die Medikamente punktgenau die spezifischen Anwendungsfelder modifizieren, ohne gleich das gesamte Gehirn mit ihrer Substanz zu fluten. Die meisten Psychopharmaka, sowie die größte Zahl der PN, setzen bei der chemischen Signalübertragung im synaptischen Spalt an (Boris B. Quednow, 2010). Die dort agierenden Neurotransmitter können nun von den Substanzen angepasst und modifiziert werden.

Die wichtigsten Mechanismen bilden dabei die Neurotransmittersynthese, die Stimulation oder Blockierung der Rezeptoren oder die direkte Enzymblockade (Boris B. Quednow, 2010). Durch ein exakt ausgewogenes Zusammenspiele von einer Vielzahl Botenstoffen, hat sich unser Gehirn evolutionär genauestens den Umweltbedingungen angepasst.

Dadurch ist ein gesundes Gehirn ein in sich nahezu perfektes System, und keine bis jetzt erfundene Tablette kann dieses erheblich verbessern ohne Defizite in anderen Regionen hinnehmen zu müssen. Es gibt zwar schon Stoffe, welche beispielsweise das Arbeitsgedächtnis erweitern können, aber nur auf Kosten einer Reduktion andere Hirnareale (T. K. Metzinger, 2012).

Bei ausgeschlafenen, vigilen Probanden wird also keine Leistungssteigerung bei PN stattfinden. Bei müden Personen verhält es sich etwas anders. Studien zeigen, dass die Aufmerksamkeit und Konzentrationsfähigkeit durch PN signifikant verbessert werden kann (T. K. Metzinger, 2012). Und tatsächlich setzen die meisten PNs an dieser Stelle an. Sie bilden eine Art kognitiven Enhancer zweiter Ordnung, indem sich indirekt - über Verbesserung der Vigilanz und der Motivation - die eigentliche Leistungsfähigkeit verbessert (Boris B. Quednow, 2010).

Dabei spielt die Wiederherstellung der inneren Homöostase eine wichtige Rolle. Bei Personen mit einer geringen Intelligenz setzten die Medikamente durchschnittlich besser an, als bei Personen die von hause aus eine hohe kognitive Leistungsfähigkeit mitbrachten. Bei ihnen kam es sogar oftmals zu einem gegenläufigen Effekt, indem sie aufgrund der eingenommenen Substanzen schlechtere Testergebnisse erzielten als ohne Substanz (2010; Hariri et al., 2003). Grundsätzlich gilt bei Neuroenhancemant genau so wie bei anderen pharmakologischen Wirkungszielen: Es gibt keine Wirkung ohne eine Nebenwirkung (S. Schleim . H. Walter, 2007).

3) Potenzielle Präparate

Welche Substanzen könnten potenzielle Neurohenhancer sein?

3.1 Methylphenidat

Der chemische Wirkstoff Methylphenidat (MPH) findet wohl am meisten Anwendung in dem Medikament Ritalin®. Bei Methylphenidat handelt es sich um eine Substanz, welche die Neurotransmitter Noadrenalin und Dopamin erhöht. Dies geschieht durch eine Wiederaufnahme der Transmitter in den Präsynapsen. Bei einer erhöhten Dopamin und Noadrenalin Ausschüttung kommt es zu einer Steigerung der inneren Erregung, des Wachzustands und der Motivation (Boris B. Quednow, 2010). Die Wirkungsweise von MPH ist angelehnt an der von Amphetaminen, jedoch bleibt die für Amphetaminen typische, starke euphorisierender Wirkung aus. Das Medikament Ritalin kommt primär zur Anwendung in der Behandlung von Aufmerksamkeitsdefizit / Hyperaktivität bei Kindern. MPH ist die Substanz, welche am ehesten als Cognitiv Enhancement gehandelt wird. Michale Gazzaniga spricht in seinem Buch „The Ethnical Brain" über eine Leistungssteigerung von ca. 7 IQ Punkten durch Einnahme von Ritalin (Michael Gazzaniga, 2006). Diese Angaben sind jedoch sehr kritisch zu betrachten, da es an entsprechenden wissenschaftlichen Belegen mangelt. Was aber bewiesen werden konnte ist, dass die Versuchspersonen unter MPH zu einer erhöhten Selbsteinschätzung neigen. Diese Selbstüberschätzung trägt dazu bei, dass Medikamenten wie Ritalin eine enhancende Wirkung nachgesagt wird, obwohl dies lediglich ein subjektives Gefühl darstellt.

3.2 Antidepressiva

Auch bei Antidepressiva wird der Neurotransmitterhaushalt so versucht zu regulieren , dass alle Botenstoffe (besonders Serotonin Dopamin und Noadrenalin) im richtigen Verhältnis zueinander stehen. Antidepressiva ist laut Robert-Koch-Institut (2010) mit 4,9 % das in Deutschland am meisten eingenommene rezeptpflichtige Medikament zur Verbesserung oder Steigerung der geistigen Fähigkeit. In seiner primären Wirkung handelt es sich bei Antidepressiva eher um eine Art „mood enhancer".
Eine positivere Stimmung fördert aber auch eine verbesserte Lern- und Leistungsfähigkeit , da das Belohnungszentrum im Gehirn mehr in den Lernprozess mit einfließen kann. Stimmungsaufhellende Medikamente oder sogenannte „Lifestyle Drugs" werden jedoch überwiegend nicht aus dem Motiv der kognitiven Steigerung konsumiert. Die ursprünglich für psychische Erkrankungen entwickelten Medikamente finden heutzutage immer mehr Anwendung im Kurieren von Alltagsproblemen. Durch diese Tendenz und durch das medizinisch breitgefächert Anwendungsfeld bei Antidepressiva, wird dem

Medikament auch ein Effekt bei gesunden Personen nachgesagt. (Dimitros, Repantis 2011) Damit die Wirkung von Antidepressiva vollständig anschlagen kann, bedarf es einer Vorlaufzeit von acht Tagen bis zu 3 Wochen je nach Medikament (Matthias Thalhammer, 2012) Ein dahingehendes Enhancement ist also weitläufig durchzuplanen und nicht geeignet für eine einmalige Spontanhandlung. Für wissenschaftliche Studien stellt dies einen zusätzlich Zeit- und damit auch Kostenfaktor dar.

3.3 Modafinil

Modafinil verspricht Hochleistung trotz wenig Schlaf. Es ist ein Wirkstoff, welcher eingesetzt wird gegen Narkolepsie, obstruktiven Schlafapnoe- Syndrom und chronischen Schichtarbeiter-Syndrom. Es findet in den Arzneien Modasomil© und Vigil© Anwendung (S. Schleim . H. Walter, 2007).
Untersuchungen zufolge trägt Modafinil dazu bei, dass Nachtschicht Arbeiter im Krankenhaus eine gesteigerte Aufmerksamkeit und eine bessere kognitive Kontrolle haben. Damit einher geht ein verbessertes Arbeitsgedächtnis. In der Experimentalgruppe kam es im Gegensatz zu der Placebogruppe jedoch vermehrt zu Ein- und Durchschlafproblemen (Gill, Haerich, Westcott, Godenick, & Tucker, 2006) .
Das Anwendungsgebiet bei Modaphenil etwas breiter gefächert. Es kommt nicht nur unter Studenten oder in akademischen Kreisen zur Anwendung. Auch das Militär ist daran interessiert, Forschung in dieser Richtung zu betreiben, um zum Beispiel lange Auslandseinsätze mit wenig Schlaf zu ermöglichen (Husain & Mehta, 2011). Im engeren Sinn handelt es sich bei Modafinil jedoch eher um einen Wachmacher als um ein Neuroenhancement.

3.4 Natürliche Stoffe, Soft-Enhancer und Drogen

Oft wird darüber spekuliert, ob es natürliche Stoffe gibt, welche einen Effekt auslösen, der die Gehirnleistung erweitert. Ein dahingehend immer wieder zu Diskussion stehendes Substrat ist Ginko. Ginko wird aus der Rinde des in Ostasien beheimateten Ginkobaums gewonnen. Eine sechswöchige, randomisierte, Placebo kontrollierte Doppelblindstudie mit 130 Versuchspersonen ergab kein signifikanten Ergebnisse in Aufmerksamkeit und Gedächtnis zwischen Ginkosubstrat und Placebo (Solomon, Adams, Silver, Zimmer, & DeVeaux, 2002) .
Vorteile der meisten natürlichen Stoffe sind die geringen Nebenwirkungen. Leider gehen diese mit einer an sich geringen Wirkung einher. Der psychologisch wirkende Placeboeffekt auf die eigenen kognitive Fähigkeiten ist jedoch nicht zu unterschätzen. Der durch Selbstindunktion internalisierte Glaube an einen Wirkstoff kann ausschlaggebend für dessen Leistungsfähigkeit sein.

Unter die Kategorie der sogenannten Soft-Enhancer sublimieren sich hauptsächlich alle Arten von frei verkäuflichen Mitteln wie Energy Drinks (Taurin),Traubenzucker, isotonische Getränke und jedwede Form von koffeinhaltigen Lebensmitteln.
Im Gegensatz zu den verschreibungspflichtigen Medikamenten sind die Soft-Enhancer arm an Nebenwirkungen und weniger gesundheitsgefährdend, weil diese eine weniger starke Beeinflussung des Zentralnervensystems darstellen. Hierbei kommt es erst nach exzessiver Benutzung zu ungewollten Nebeneffekten. Bei Koffein habituiert sich der Körper relativ schnell, sodass die Menge des Substrats stetig erhöht werden muss, um eine gleichbleibende physiologische Reaktion herbeizuführen. Von denjenigen Personen , die als Ziel angaben, ihre geistige Leistungsfähigkeit verbessern zu wollen, griff

der überwiegende Teil zu frei verkäuflichen Produkten. Spitzenreiter hierbei sind Traubenzucker (83,9 %) Energy Drinks (61,%) und isotonische Getränke (44,2%) . Illegale chemisch-synthetische Stimulanzen erreichen in der gleichen Umfrage einen Prozentwert von lediglich zu 3,2 % (Cornelia Lange Jens Hoebel et al., 2011).

Aktuell ist die halb-synthetische Droge Crystal Meth für ihre anfänglich aufputschende Wirkungsweise bekannt. Sie überschwemmt von Osteuropa her kommend die deutschen Städte. Crystal Meth ist die Droge, die derzeit bei den Konsumenten die größte leistungssteigernde Wirkung verspricht. 50 Prozent der Konsumenten geben den Beruf als Motiv für die Einnahme an. (Kistner, 2014) Nach einem anfangs gesteigerten Selbstbewusstsein, Produktivitätsdrang und einem anhaltenden Hochgefühl folgt bald ein Einbruch mit verheerenden, irreversiblen physischen Schäden.

4) Prävalenzraten

Wie verbreitet ist Neuroenhancement wirklich ?

Je nach Modulation und Setting einer Studie schwanken die prozentualen Prävalenzen zwischen 5 % und 35 %. Das ergab eine amerikanische Metastudie über das Konsumverhalten von PN an Universitäten. (Hildt, Franke, & Lieb, 2011).

Aus einer repräsentativen, randomisierten E-Mail Befragung von über 10.000 amerikanischen Studenten kam heraus, dass 6,9% wenigstens einmal im Leben verschreibungspflichtige Arzneien für einen nicht medizinischen Zweck verwendet haben. 4,1% der Befragten taten dies innerhalb des letzten Jahres, und nur 2,1 % betrieben im letzten Monat einen „off-lable use" (McCabe, Knight, Teter, & Wechsler, 2005). Die Zielgruppe, welche dabei am häufigsten einen solchen Gebrauch ausübten, ist männlich, weiß, und hatte eher unterdurchschnittliche Zensuren. Hinzu kam ein höherer Risikofaktor bei Mitgliedern von Studentenverbindungen und Elitecollage, die vorwiegend im Nordosten der USA beheimatet sind. Je nach Collage gab es eine Prävalenz Range von 0 % bis 25% (McCabe et al., 2005). Nicht nur das Collage, sondern auch das Studienfach ist ausschlaggebend in der Haltung gegenüber PN. In Sport bezogenen Studienfächern kommt es laut einer deutschen Studie zu den höchsten Prävalenzraten (25,4%) (Dietz et al., 2013). Diese Prozentzahl ist jedoch mit Vorsicht zu betrachten, da es an großangelegten, repräsentativen deutschen Studien noch mangelt. Die am ehesten konvergierende Befragung im deutschsprachigen Raum ist der (DAK-Gesundheitsreport, 2009)welcher das Schwerpunktthema Doping am Arbeitsplatz hat. Die Befragungen bezogen sich jedoch dabei nicht nur auf Studenten. Der DAK - Gesundheitsreport ergab , dass 5 % der befragten Arbeitnehmer verschreibungspflichtige Medikamente zur Verbesserung der Leistungsfähigkeit oder des Wohnbefindens einnehmen.

Die große Spannweite an Daten ergibt sich aus den intern gesetzten Vorgaben. Beispielsweise differenzieren einige Studien nicht in der Regelmäßigkeit der Einnahme. Dadurch wird eine Person, die eine einmalige Lebensprävalenzrate hat, medial gleich als ein Konsument klassifiziert. Ein weiterer Aspekt, welcher nicht durchgehend gleichmäßig behandelt wird, ist die Motivation hinter dem Enhancment. Dies geht sicherlich mit den individuellen Auslegung der Begrifflichkeiten einher. So ziehen einige Studien keine Grenzen zwischen der Einnahme zur Leistungssteigerung und der Einnahme von verschreibungspflichtigen Medikamenten zum Abnehmen oder zum freizeitlich angelegten „ High"-Gefühl (Sattler, Sauer, Mehlkop, & Graeff, 2013). Es ist wichtig diese Settings additiv zu den Prozentzahlen zu übernehmen, da es sonst zu einer starken Verzerrung der Ergebnisse kommt (siehe mediale Darstellungen Seite 10).

Vergleicht man die verhältnismäßig geringe Resonanz bei den Umfragen bezüglich Neuroenhancement (Hildt et al., 2011),(Maier, Liechti, Herzig, & Schaub, 2013) mit der epidemiologischen Prävalenzrate, so kann man davon auszugehen, dass es sich hier um eine hohe Dunkelziffer an Konsumenten handeln muss. Alle die darauf verweisenden Quellen deuten auf einen hohen Internet Schwarzmarkt hin. Allein die Amerikaner bestellen über das Internet jährlich 20 Millionen Packungen Medikamente aus dem Ausland, wobei es sich nach Schätzungen bis zu 40 % um verunreinigte Arzneien handelt, welche im pharmazeutischen Stoffgehalt starke Schwankungen aufweisen (Wilford, Smith, & Bucher, 2006).

Das Einhalten von internationalen Standards ist bei den meisten Medikamenten, welche auf ominösen Plattformen im Internet gekauften werden, nicht gewährleistet. Dass daraus schwere gesundheitliche Probleme entstehen können, liegt auf der Hand.

Um mögliche Aussichten zu den Prävalenzraten zu beleuchten, soll an dieser Stelle Neuroenhancement in Analogie zum Leistungssport betrachtet werden. Zirka 35 % der im deutschen Leistungskader befindlichen Athleten nehmen illegale Dopingmittel ein (Werner Pitsch, Peter Maats, 2009). Irgendwann werden die pharmakologischen Mittel für ein Neuroenhancement soweit ausgereift sein, dass sie im gleichen Maße die Intelligenz verbessern, wie heute schon Dopingmittel in der Lage sind, die körperliche Leistungsfähigkeit zu steigern. Dann werden wir an einem Punkt ankommen, an welchem die Leistungselite eine ähnliche Prävalenzrate von PN aufweist, wie der Leistungssport heutzutage im physiologischen Doping.

5) Motivatoren und Inhibitoren

Was wollen Menschen mit PN erreichen und was hindert sie an der Einnahme?

Es gibt viele Beweggründe, welche ausschlaggebend dafür sein können, sich Human Enhancern in irgendeiner Weise zuzuwenden. Die drei häufigsten Motive, welche schweizerische Studenten zu der Einnahme von verschreibungspflichtigen Medikamenten zum Human Enhancement veranlasste, sind:

1. eine Verbesserung des Lernens, (66,2%)
2. zur Entspannung oder für einen bessern Schlaf (51,2%)
3. eine Reduktion der Nervosität (39,1%) (Maier et al., 2013).

Dabei kann man darüber spekulieren, ob ein Mittel zur Entspannung oder für einen besseren Schlaf nun als ein Neuroenhancer gelten soll oder nicht. Die Entscheidungsfindung, welche einem möglichen Konsum von PN vorausgeht, ist nicht immer rationalen Ursprungs. Meistens wird sie bestimmt durch die von uns internalisierten, subjektiven Normen. Diese wiederum befinden sich in einer reziproken Beziehung zu den gesellschaftlich- sozialen Normen.
Diese Direktiven induzieren eine gewisse Grundhaltung gegenüber Drogen, welche dann auf die Verwendung von PN übertragen wird (Sattler et al., 2013). Der Wunsch nach gesteigerter kognitiver Leistungsfähigkeit ist vor allem bei jüngeren Erwachsenen ein Motiv (Banjo, Nadler, & Reiner, 2010). Ein weiterer Entscheidungsgrund zur Einnahme von PN ist der gesellschaftliche Leistungsdruck. Dieser ist global und allgegenwärtig in unserer heutigen Gesellschaft verankert, und versetzt jeden Einzelnen in eine Position, in der er sich gegen Konkurrenz behaupten muss. Wenn dieser Druck zu groß wird, sucht man nach alternativen Lösungswegen, welche oft mit destruktiven Folgen behaftet sind. Die

Bereitschaft zur Einnahme von PN stieg bei amerikanischen Studenten von einer wenig kompetitiven Umgebung (1,3%) zu einer stark wettbewerbsorientierten Umgebung (5,9%), um mehr als das vierfache an (McCabe et al., 2005).

Dieser Leistungsdruck verursacht Stress, welcher wiederum die Bereitschaft zur Einnahme erhöht. Personen, die beispielsweise ihr Studium als sehr stressreich beschreiben, sind wesentlich anfälliger für PN (Maier et al., 2013). Wenn zusätzlich generell eine liberale Einstellung gegenüber Drogen mitgebracht wird, steigt die Wahrscheinlichkeit zur Einnahme noch einmal an.

Männer mit einer Wochenarbeitszeit über 40 Stunden haben ein dreimal höheres Risiko, Präparate zur Steigerung kognitiver und sozialer Fähigkeiten einzunehmen, als gleichaltrige, die nicht oder nur bis zu 40 Wochenstunden arbeiten (Cornelia Lange , Jens Hoebel et al., 2011).

Während die Hinwendung zu PN zum Großteil auf gesellschaftlichem Druck basiert, rühren die Beweggründe gegen ein PN eher von einer Selbststeuerung her. Der überwiegende Teil der Bevölkerung wird keine Notwendigkeit in Neuroenhancement sehen. Was den geringeren Teil angeht, so stehen Inhibitoren wie Gesundheitsgefährdung durch Nebenwirkungen ganz oben an. Erst spät tauchen Gesichtspunkte wie eine soziale Stigmatisierung oder ethische, moralische, religiöse, persönlichkeitsbedingte Gründe auf.

6) Der soziokulturelle Kontext

6.1 Das gesellschaftliche und mediale Interesse

Das gesellschaftliche und mediale Interesse, welches sehr hoch ist, steht im starken Kontrast zu der Ermangelung an wissenschaftlichen Studien zu diesem Thema. Der mediale Einfluss in der Darstellung von PN auf das Individuum ist von großer Bedeutung. Dieser prägt maßgeblich die Einstellung des Einzelnen zu einem ambivalenten Thema, wie PN eines ist. Um Neuroenhancement als einen Medienhype zu begreifen, ist es wichtig, einen Einblick in die öffentliche Darstellung des Themas zu erlangen.

In der Analyse von 142 Zeitungsartikeln, welche sich mit dem Gebrauch von Substanzen zur kognitiven Leistungssteigerung auseinandersetzen, gab es klare Tendenzen. 95% der Artikel erwähnten mindestens einen Vorteil von PN, wohingegen nur 58% mögliche Risiken oder Nebenwirkungen erwähnten (Partridge, Bell, Lucke, Yeates, & Hall, 2011).

Diese Differenz zeigt einen Hang zu einer optimistischen Sichtweise, welche durch Verzerrung oder Selektion der Quellen zu Gunsten des Neuroenhancements zustande kommt. Ein Drittel der Artikel nannte keine wissenschaftlich fundierten Quellen hinter ihren Behauptungen (Partridge et al., 2011). Dies macht die angeblichen Beweise der Wirkungsweise substanzieller Enhancer fragwürdig.

Trotz dieses unsicheren Fundaments wird PN als ein sich stark verbreitendes Phänomen geschildert. Daraus ist abzuleiten, dass Neuroenhancement eher medial als realistisch behandelt wird. Die dabei am meisten erwähnten positiven Wirkungen von PN sind:

1. verbesserte kognitive/ mentale Funktionen (42%)
2. eine gesteigerte Konzentration (40%) und
3. daraus resultierende bessere Zensuren (39%) (Partridge et al., 2011)

Die am häufigsten in solchen Artikeln verwendeten Synonyme für PN sind: *smart pills, professor's little helpers* oder *brain booster*. Bei all diesen Begrifflichkeiten schwingt eine positive Konnotation mit. Diese Darstellung legt die Vermutung nahe, dass die Schwerpunktsetzung wiederum auf die Vorteile von PN gerichtet ist. Wenn doch einmal Risiken bzw. Nachteile von PN genannt werden, so sind sie zu 31% nicht spezifiziert (Partridge et al., 2011) und verlieren dadurch enorm an objektiver Wertung.

Die von den Medien geschaffene Aufmachung zieht gesellschaftliche Konsequenzen nach sich, denn aufgrund der medial zu hoch angesetzten Darstellung der Prävalenzen von PN wird uns eine Botschaft suggeriert, welche aussagt , dass die gebräuchlichen Substanzen gute Wirkungen zeigen und vergleichsweise wenig Nebenwirkungen mit sich bringen. Wir unterliegen hierbei dem Majoritäts-Denkfehler, welcher uns glauben lässt, dass Dinge gut und richtig sind, sobald diese von einer Vielzahl von Leuten praktiziert bzw. konsumiert werden.
Real manifestiert sich dieses Denken in den Forderungen, ausgewählte Medikamente von der Rezeptpflicht zu entheben.

Gegenteilig dazu verlangt die „lehrende Opposition" Psychopharmaka-Tests vor den Klausuren, um ein Gehirndoping auszuschließen. Diese divergierenden Positionen kommen natürlich nur vereinzelt vor und müssen differenziert betrachtet werden.
Im Großen und Ganzen muss die mediale Omnipräsenz im Neuroenhancement kritisch angesehen werden und sollte auch von Seiten der Redakteure etwas weniger effekthaschenden dargestellt werden. Nicht nur in den Medien wird das Thema diskutiert, auch auf dem Uni-Campus spricht man über Hirn-Doping oder konzentrationsfördernde Mittel, wobei der Begriff Neuroenhancement nicht ausdrücklich fällt. Dort werden Informationen über PN wesentlich selektiver aber auch anwendungsorientierter weitergegeben, als in den Medien. Überwiegend wird mit Freunden darüber gesprochen, welche ebenfalls PN konsumieren oder eine liberale Einstellung dem gegenüber vertreten (Hildt et al., 2011).

6.2 Akzeptanz und moralische Grenzen.

Durch die strikte Trennung von Konsumenten und Nichtkonsumenten kommt es zu einer stark zweigeteilten Akzeptanz, die sich in der Peergroup widerspiegelt. „ 83,3 % der Studenten, welche selbst einmal Stimulanzen zur Leistungsaufbesserung genommen haben, gaben an, weitere Personen aus ihrer Peergoup zu kennen, die Substanzen zum PN einnehmen" (Hildt et al., 2011). Daraus lässt sich ein in sich konsistentes Netzwerk von Konsumenten erschließen. Um effektive Aufklärungsarbeit zu den Gesundheitsrisiken zu leisten, bedarf es einer Lockerung der gesellschaftlichen Tabuisierung des Themas und einer darauf folgenden Initialisierung einer kritischen Diskussion innerhalb der konsumierenden Peergroups.

Grundlegend ist davon auszugehen, dass unterschiedliche Substanzen, welche zum Neuroenhancement genutzt werden, unterschiedliche moralische Hemmschwellen besitzen, da beispielsweise Kaffee eine wesentlich höhere gesellschaftliche Akzeptanz besitzt als Ritalin®.

Zwar wurde von Konsumenten zu 44% ein Unterschied von Soft-Enhancern und rezeptpflichtigen Mitteln festgestellt, aber über die Hälfte der Studenten, welche sowohl frei verkäufliche Koffeine, als auch rezeptpflichtige Medikamente konsumierten, sahen darin keine moralischen Unterschiede (Franke, Lieb, & Hildt, 2012) .

Zurückzuführen ist dieses moralische Defizit auf eine nicht ausreichende Aufklärung der Gesundheitsgefährdung von verschreibungspflichtigen Enhancern. Eine weitere Erklärungsmöglichkeit der eingeschränkten Wertvorstellung ist die Reduzierung von kognitiven Dissonanzen der Versuchspersonen, welche auftauchen würden, sobald ihre Moral den Konsum nicht mehr legitimiert.

Unsere ethischen Grenzen wandern parallel zu dem, was gesellschaftlich als normal angesehen wird. Die Frage, die darauf aufbaut, ist, wo setzen wir unseren „kognitiven Normalzustand" an? Nur durch diese Festlegung kann entschieden werden, was halbwegs als eine notwendige medizinische Intervention, oder eine Optimierung eines ansonsten funktionierenden Systems angesehen wird. Die Grenze zwischen dem was als gesund und krank erachtet wird, ist nämlich soziokulturell unterschiedlich und nicht konsensfähig. Daher ist die Abgrenzung der Komplementärbegriffe von Therapie und Enhancment nicht eindeutig gesetzt und verlangt je nach medizinischen Standards neu angepasst zu werden.

Was heute noch als eine Neuroenhancement Intervention angesehen wird, ist vielleicht schon in einigen Jahren alltäglich. Dann gilt es, die Messlatte der Anforderungen neu zu legen und den dynamischen Begriff der menschliche Intelligenz neu zu definieren.

6.3 Gesellschaftlicher Nutzen und ethische Betrachtungsweise

Bei der näheren Beschäftigung mit der Frage nach dem gesellschaftlichen Nutzen könnte man anführen, dass es dem Allgemeinwohl nütze, wenn einige wenige ihre Leistungsfähigkeit durch PN steigern und diese dazugewonnene Arbeitskraft oder Kreativität produktiv einsetzten. Beispielsweise könnten CEOs, welche große Posten in Verwaltung und Management besetzten, den Fortschrittsprozess in Wissenschaft und Technik schneller vorantreiben.

Würde aber PN von einem Großteil der Bevölkerung konsumiert, so ergäben sich schnell diverse Probleme und Schwierigkeiten: Unsere Leistungsfähigkeit wird immer in Relation zu der Leistung anderer bewertet, was zur Folge hätte, dass die Leistungserwartungen nach Einnahme von Enhancement auf der gesamtgesellschaftlichen Ebene wachsen würden. Dadurch würde sich der Wert und die Besonderheit der einzelnen Leistung in der Masse aufheben, und wir befänden uns in der gleichen kompetitiven Umgebung wie ohne Enhancement.

Die soziale und wirtschaftliche Schere lässt ein solches Szenario unrealistisch werden, nicht etwa weil die Nachfrage nicht hoch genug wäre, sondern weil sich die Marktwirtschaft plutokratisch immer an den Reichen orientiert. Deshalb werden Neuroenhancer, welche im engeren Sinn ein Luxusprodukt darstellen, immer nur für einen selektiven, elitären Teil der Menschen zugänglich sein.

Entwicklungsländer, welche nicht den materiellen Wohlstand mitbringen, blieben auf der Strecke, und die Gesellschaften würden immer weiter auseinander driften. Die Ungleichverteilung in einer derart zweigeteilten Bevölkerung ließe ein gutes Miteinander noch schwieriger werden.

Hat Neuroenhancement dann überhaupt einen gesellschaftlichen Nutzen? Ergibt sich aus einer durchschnittlich intelligenteren Gesellschaft automatisch eine bessere? Durch die Steigerung der Intelligenz ist nicht gleich ein glücklicheres Leben gewährleistet, da unser soziales Miteinander auf wesentlich mehr basiert als nur auf Intelligenz.

7) Technische Domäne

Inwiefern kann moderne Technik einen Neuroenhancer darstellen?

7.1 Heutige Möglichkeiten

Die heutigen Möglichkeiten unsere Intelligenz per Technik zu verbessern, erscheint auf den ersten Blick nahezu unmöglich. (Die technischen Möglichkeiten von emotionaler und motivationaler Beeinflussung werden hier einmal außen vor gelassen). Bekannte neurologische Anwendungsfelder befassen sich höchstens mit stark vorangeschrittenen Krankheitsstadien.

Doch bei dieser Sichtweise unterschlagen wir eine Menge offensichtlicher Tatsachen. Diese hat sich jedoch soweit in unser Leben integriert, dass wir sie als gegeben betrachten und nicht mehr als ein durch Technik errungenes Human Enhancement ansehen. Die Rede ist von Handys, Internet und anderen Formen moderner Informationsverarbeitung und -Weitergabe. Diese erweitern unsere Gedächtnisleistung nur indirekt, indem sie beispielsweise externe Speicherkapazitäten für einen Terminkalender bereitstellen. Ein Großteil der Bevölkerung ist schon jetzt so darauf angewiesen, dass ein Handy eine Art personifiziertes, erweitertes Gedächtnis für sie darstellt.

Möglichkeiten durch direkte Eingriffe, eine Optimierung bei gesunden Menschen herbeizuführen, sind noch nicht vorhanden. Doch die im voraus erörterten pharmazeutischen Stimulanzen würden ohne die heutigen technischen Möglichkeiten gar nicht existieren. Die ineinander verzahnten pharmakologischen und technischen Entwicklungen komplettieren sich gegenseitig.

Ansätze, welche auf einer nicht invasiven Methode beruhen, werden schon experimentell untersucht, aber noch nicht in den eigentlichen Wirkungsweisen bis ins Detail verstanden (Mihail C. Roco and William Sims Bainbridge, 2003)).

Dazu gehören elektromagnetische Verfahren wie Elektrokrampftherapie (EKT) oder die transkranielle Magnetstimulation (TMS) . Diese Verfahren machen es sich zunutze, dass alle neuronalen Prozesse im Grunde genommen nur elektrische Impulse sind. Sie lassen sich durchaus von externen, elektrischen oder magnetischen Feldern beeinflussen. Diese Verfahren finden heutzutage Anwendung in der Therapie von schwerwiegender Depression *(Luber & Lisanby, 2014)* Gut vorstellbar, dass diese Therapie zukünftig auch im außertherapeutischen Kontext genutzt wird , da es durchaus denkbar ist, dass diese Methoden das Potenzial besitzen, eine Steigerung der normalen Hirnleistung herbeizuführen (George, 2008). Die TMS sendet von der Kopfhaut aus ein hochfrequentes, pulsierendes Magnetfeld, welches eine Stärke von bis zu 1,5 Tesla besitzt.

Je nach Impulsgabe können Gehirnareale gestört, blockiert oder manipulativ in einen Erregungszustand versetzt werden. Mehrere Studien zeigten, dass die repetitive transkranielle Magnetstimulation (eine abgewandelte Form der TMS, welche Einzelimpulse gibt) über einen Zeitraum von zwei Stunden die Aktivität von Neuronenzentren erhöhen oder senken konnte (George, 2008). Begrenzt wird dieses Verfahren durch die geringe Reichweite der magnetischen Impulse, welche bis jetzt nur an den Neokortex, nicht aber an das limbische System heranreicht. Eine weitere Schwierigkeit birgt die Individualität der Verschaltungen im Gehirn. So muss bei punktueller Stimulation vorerst eine genaue Messung und Kartierung des zu behandelnden Gehirns vollzogen werden *(Franziska Klein, 2011)* Erst durch die heutigen Möglichkeiten der bildgebenden Verfahren ist ein solches Vorgehen möglich. Eine verhältnismäßig genaue räumliche und zeitliche Auflösung ist die Grundvoraussetzung, um Wegbereiter für Techniken wie direkte Computer- Gehirn-Schnittstellen zu sein. Der junge Wissenschaftszweig, welcher diese Voraussetzungen untersucht, ist die Neuroinformatik. Sie ist ein großer Hoffnungsträger auch für zukünftige Technologien.

7.2 Aussichten

Über die kommenden technischen Errungenschaften kann man lediglich spekulieren. Sicher ist aber, dass sie in der Lage sein werden unsere Intelligenz und unseren Handlungsspielraum massiv zu erweitern. Eine ständig wachsende Gemeinschaft von Transhumanisten prophezeit für die kommenden Jahrzehnte ein weiterhin exponentielles Wachstum der Technik, welches einen Umbruch in ein neues Zeitalter darstellen wird. Zentraler Punkt dieser Vision ist, dass der Mensch durch Technik die Grenzen seines biologischen Körpers , welcher als defizitär betrachtet wird, überwinden kann (Ray Kurtzweil, 2013). Um diese Vision besser verstehen und nachvollziehen zu können, folgen nun ein paar Grundelemente, die als Stützpfeiler dieser Theorie gelten.

Laut Kurzweil bedarf es drei Revolutionen in den Bereichen :
1. Gentechnik als Schnittstelle von Biologie und Informatik
2. Nanotechnologien
3. Robotik, beziehungsweise das Entstehen von starker künstlicher Intelligenz

Jede Weiterentwicklung der einen Technologie fördert das Vorankommen der jeweils anderen Technologien. Diese Interferenz der ineinander greifenden Entwicklungen erhöht die Realisierbarkeit von Projekten und verringert den zeitlichen Aufwand. Wobei dazu gesagt werden muss, dass die Prophezeiungen des Google Chefingeneurs Kurtzweil erschreckend optimistisch dargestellt sind. Das menschliche Gehirn leistet in etwa 10^{14} bis 10^{15} Rechenschritte pro Sekunde (cps) (Watts, 2000) und hat eine Speicherkapazität von ca. 10^{13} Bits. Davon nimmt das funktionale, menschliche Gedächtnis, welches bewusste „Wissenseinheiten" darstellt, etwa 10^5 Bits ein (Ray Kurtzweil, 2013). Moderne Supercomputer kommen schon in den Größenbereich von 10^{15} cps heran, von der um Längen geschlagenen Speicherkapazität ganz zu schweigen.

Eine solche Leistungsfähigkeit bedeutet nicht, dass PCs dadurch auch nur annähernd menschliche Leistungen hervorbringen können. Sie stellt lediglich die Voraussetzung, eine intelligente Software in der Komplexitätsstufe des Gehirns laufen zu lassen.

Die Arbeitsweise des Gehirns im Vergleich zu einem Computer ist sehr langsam, dafür kann das Gehirn massiv parallel arbeiten. Das Zerebrum kombiniert analoge und digitale Prozesse und besitzt die beeindruckende Fähigkeit sich plastizitär selbst zu regulieren. Diese durch Evolution erworbenen Fähigkeiten sind nur schwierig in einer Computer-Gehirn-Schnittstelle auf eine Hardware zu übertragen.

Die primäre Herausforderung, der sich die Neurotechnologie in diesem Bereich gegenübersteht, ist das Übersetzen der biologischen Signale in einen für die Maschine verständlichen binären Code. Die Problematik an dieser gemeinsamen Sprache ist, dass die Signale in unserem Gehirn ein dermaßen komplexes Zusammenspiel von chemischen und elektrischen Signalen sind, dass die sprachliche Zusammensetzung für jede neue Situation modifiziert werden muss. Um die Sprache der Zellen zu verstehen, bedarf es eines reduktionistischen Vorgehens bis auf Zell-, oder sogar Quantenebene.

Wenn auf dieser Ebene ein Verständnis des Zusammenspiels gegeben ist, werden mithilfe des Reverse Engineerings Zellverbände bis hin zu Gehirnregionen nachgestellt und sprachlich übersetzt. Sobald eine solche Sprache gefunden und das Gehirn bis ins letzte Detail von uns verstanden worden ist, werden wir in der Lage sein, virtuell ein künstliches Gehirn nachzubilden. Dies würden dann sogenannte Hirn-Updates ermöglichen. Die Gesamtheit der dafür aufzunehmenden Informationen umfasst ein ungeheures Ausmaß und wird sich nur in sehr kleinen Schritten erarbeiten lassen.
Wenn es irgendwann zu solchen technisch-wissenschaftlichen Errungenschaften kommen sollte, würde dies das post-biologische Zeitalter einleiten.
„Letztlich werden wir unsere geistigen Fähigkeiten vervielfachen, indem wir sie durch ungleich leistungsfähigere, nicht biologische Hardware erweitern" (Ray Kurtzweil, 2013).

Um eine neue „enhancte" Form des Menschen zu erschaffen, gilt es, möglichst früh in den natürlichen Lebenszyklus einzugreifen. Dieser Eingriff manifestiert sich in den pränatalen Verbesserungsmöglichkeiten der Reproduktionsmedizin.
Diese kann dank Hightech-Verfahren und moderner DNA- Analyse ausgewählte Merkmale wie Geschlecht oder Augenfarbe eines Menschen schon vor seiner Geburt bestimmen. Dies ist möglich, da manche optischen Merkmale mit direkten Korrelaten auf dem menschlichen Genom einhergehen.
Anwendung findet diese heutzutage in dem Bereich der Reproduktionsdiagnostik, in der eine befruchtete Eizelle auf mögliche DNA Fehler untersucht wird. Ebenfalls zum Einsatz kommt die Technik sobald sich erkennen lässt, dass die Eltern mit einer Krankheit belastet sind, welche einen stark erblichen Faktor innehat (Richard David Precht, 2007).
Wenn diese Technik weiterentwickelt wird, ist es vorstellbar, dass die Reproduktionsmedizin sich auf eine Stufe mit der Schönheitschirurgie hebt und so zum Dienstleister für gutbetuchte Familien werden kann. Kinder werden dann je nach Qualitätsansprüchen der Eltern mit den passenden Genen optimiert. Aus Menschen werden Produkte !

8) Diskussion und Kritik

Die Wandlung zur Konsum-Eugenik bringt im Einzelfall durchaus positive Seiten mit sich, doch grundsätzlich ist sie mit Vorsicht zu betrachten. Ein potenzieller Nutzen sollte mit einem möglichen Schaden abgewogen werden. Mit jeder neu entwickelten Technologie wachsen die Möglichkeiten der Verbesserung. Aber nicht außer acht zu lassen ist der gleichzeitige Anstieg schädlicher und destruktiver Kräfte. Solange es die Menschen schaffen, so einzulenken, dass das Wachstum des „Guten" sich schneller entwickelt als das Gegenteilige, kann man durchaus neue Technologien als etwas Vorteilhaftes betrachten. In der Diskussion zum Thema Human Enhancement, welche sich über viele wissenschaftliche Fachgebiete erstreckt (Soziologie, Psychologie, Pharmakologie, Medizin), bleiben auch in Zukunft noch viele Fragen ungeklärt. Sicher ist jedoch, dass es, wenn umfangreichere Forschungen zu PN speziell für Gesunde betrieben wird, zu einen rasanten Fortschritt kommt.

Der heutige Forschungsstand verbirgt sich unter dem Deckmantel der pathologisch relevanten Fälle der Medizin. Pharmakologische Wirkungen können dementsprechend sowohl in Praxis, als auch in der Forschung, nur indirekt getestet werden. Trotz des vorherrschenden konservativen Standpunkts der Wissenschaft publiziert die Fachwelt jetzt schon Artikel, welche sich mit einer aktiven Nutzung von Neuroenhancement auseinandersetzen. Es wird diskutiert, wie gesunde Menschen durch Introspektion möglichst effizient und nachhaltig den Gebrauch von PN zu nutzen lernen, obwohl die dazugehörigen Substanzen noch fehlen. Ein speziell dazu ausgearbeitetes Lernprogramm soll helfen, die Dosierungen richtig einzuschätzen und vor allem eine Ausdifferenzierung von Psychopharmaka vorzunehmen. Tabletten, welche äußerlich nur schwer auseinander zu halten sind, werden gerne auch in ihrer Wirkungsweise generalisiert. Das Lernprogramm soll das Explorationsverhalten vermindern, da Nebenwirkungen bei einem derartigen Verhalten nur sehr begrenzt eingeschätzt werden können.

Die richtige Verwendung von PN soll dabei helfen, subjektive Barrieren zu überwinden und neuartige Wege zu persönlichen Zielen zu finden (Thaler, 2009). Aus medizinischer Perspektive scheint ein solches Lernprogramm sehr optimistisch und weit vorgegriffen. Die theoretischen Vorbereitungen sind aber durchaus von Vorteil, wenn sie zeitlich vor der eigentlich realen Eingliederung eines Produktes erarbeitet werden. Es könnte zu einer systematisch besser strukturierten Verwendung von PN führen. Solange es in der Wissenschaft zu diesem Thema nur selten zu Experimentalstudien kommt, welche die Effektivität oder Ineffektivität von PN bei Gesunden untersucht, hält sich die Empirie in der Schwebe zwischen Wirksamkeit und Unwirksamkeit. Aufgrund dieser nicht klar positionierten Stellung zu bestimmten Medikamenten wird es immer Menschen geben, die im Selbstversuch Arzneien testen.

Interessant ist es auch, die Debatte einmal nicht von der Perspektive des Konsumenten zu betrachten. Eine amerikanische Studie beschäftigte sich mit der Frage inwiefern Ärzte ihren Patienten PN verschreiben würden, sobald sie von einem Mittel wüssten, welches einen wissenschaftlich geprüften, stärkenden Effekt hätte, aber keine nennenswerten Nebenwirkungen hervorrufen würde. Die Studie ergab, dass die überwiegende Zahl der Ärzte aus Nordamerika PN nicht verschrieben hätten, da sie eine starke Skepsis gegenüber Sicherheitsrisiken zu dem Thema hegten. Darüber hinaus sahen sie Aufwand und Nutzen nicht in einem ökonomischen Verhältnis zu einander (Banjo, Nadler, & Reiner, 2010). Es ist wichtig, diese Sichtweise zu betrachten, da Ärzte als Autoritätspersonen von den meisten Menschen uneingeschränktes Vertrauen besitzen. Fast die Hälfte aller schweizerischen Studenten würden PN nutzen, insofern es unter professioneller medizinischer Anleitung geschieht (Maier et al., 2013). Das methodische Vorgehen in einigen Datenerhebungen über die Verbreitung von PN ist kritisch zu betrachten. Überwiegend handelt es sich um selbstselektierte Stichproben. Beispielsweise wurden (Beweis) 15.000 E-Mails verschickt mit der inhaltlichen Bitte, einen Fragebogen zum Thema Hirn-Doping durchzuführen. Auf diese Aufforderung antworteten ca. 5.000 bis 6.000 Personen. Wenn sich nun bei der Frage nach dem Konsum von Medikamenten zur Leistungssteigerung eine 14 prozentige Rate ergibt, ist diese keinesfalls auf die Grundpopulation zu übertragen , auch wenn die ursprünglichen 15.000 Befragten eine repräsentative Stichprobe ergeben würde. Diejenigen, welche einem solchen Aufruf folge leisten, besitzen ein größeres Interesse an der Studie und deren Erfolg . Allein diese beiden Faktoren könnten eine Verzerrung der Effektstärke darstellen.

Da die Forschung auf dem Feld des optimierenden Neuroenhancements erst begonnen hat, den gesellschaftlichen und medialen Wissensdurst zu stillen, sollte jede Pionierarbeit entsprechend gewürdigt werden. Doch ein menschlicher Wesenszug, welcher die Grundtriebkraft zur ständigen Verbesserung darstellt und dem behandelten Thema immanent ist, sollte dennoch reflektiert und skeptisch betrachtet werden.

„ Muss [es] ein Verlust sein , wenn man weiß, dass nicht alles im Leben korrigierbar ist ? Warum streben wir unausgesetzt nach Perfektion? Muss unsere Welt unausgesetzt verbessert werden? Oder leben wir quasi von Natur aus bereits in der besten der [möglichen] Welten ? „ (Richard David Precht, 2007)

9) Quellenverzeichnis

Banjo, O. C., Nadler, R., & Reiner, P. B. (2010). Physician attitudes towards pharmacological cognitive enhancement: safety concerns are paramount. *PloS One*, *5*(12), e14322. doi:10.1371/journal.pone.0014322

Boris B. Quednow. (2010). Neurophysiologie des Neuro-Enhancements: Möglichkeiten Möglichkeiten und Grenzen. *Psychiatrische Universitätsklinik Zürich*, *Suchtmagaz*, 19–26. Retrieved from http://www.suchtmagazin.ch/tl_files/templates/Suchtmagazin/user_upload/texte_old/te xt2-10.pdf

Cornelia Lange Jens Hoebel, Kamtsiuris, P., Lange, C., Müters, S., Schilling, R., & Lippe, E. von der. (2011). *KOLIBRI - studie zum konsum leistungsbeeinflussender mittel in alltag und freizeit. Berlin* (p. 95). Robert Koch-Institut berlin. Retrieved from http://www.rki.de/DE/Content/Gesundheitsmonitoring/Studien/Weitere_Studien/Kolibri/ kolibri.pdf;jsessionid=B15B2782C9F95DE60FCCC2FD3FEB2AC4.2_cid290? _blob=publicationFile

DAK-Gesundheitsreport. (2009). DAK-Gesundheitsreport 2009. *DAK Forschung*. Retrieved February 17, 2014, from http://www.dnbgf.de/fileadmin/texte/Downloads/uploads/dokumente/2009/DAK_Gesun dheitsreport_2009.pdf

Dietz, P., Striegel, H., Franke, A. G., Lieb, K., Simon, P., & Ulrich, R. (2013). Randomized response estimates for the 12-month prevalence of cognitive-enhancing drug use in university students. *Pharmacotherapy*, *33*(1), 44–50. doi:10.1002/phar.1166

Dimitros Repantis. (2011). *Psychopharmakologische Intervention für Neuroenhancement bei gesunden Menschen.* Universitätsmedizin Berlin. Retrieved from http://www.diss.fu-berlin.de/diss/servlets/MCRFileNodeServlet/FUDISS_derivate_000000010086/dissert ation_repantis.pdf?hosts=

Franke, A. G., Lieb, K., & Hildt, E. (2012). What users think about the differences between caffeine and illicit/prescription stimulants for cognitive enhancement. *PloS One*, *7*(6), e40047. doi:10.1371/journal.pone.0040047

Franziska Klein. (2011). Nichtpharmakologisches (invasives) Neuroenhancement in medizinethischer Sicht. *Medizinischen Fakultät der Rheinisch-Westfälischen Technischen Hochschule Aachen.* Retrieved March 05, 2014, from http://d- nb.info/1018200711/34

George, M. S. (2008). Magnetische Hirnstimulation. *NEUROTECHNOLOGIE z 44 SPEKTRUM DER WISSENSCHAFT Q SPEZIAL: DAS VERBESSERTE GEHIRN.* Retrieved March 05, 2014, from http://www.wissenschaft- online.de/pdf/partner/gug/tms.pdf

Gill, M., Haerich, P., Westcott, K., Godenick, K. L., & Tucker, J. A. (2006). Cognitive performance following modafinil versus placebo in sleep-deprived emergency physicians: a double-blind randomized crossover study. *Academic Emergency Medicine : Official Journal of the Society for Academic Emergency Medicine*, *13*(2), 158–65. doi:10.1197/j.aem.2005.08.013

Hariri, A. R., Goldberg, T. E., Mattay, V. S., Kolachana, B. S., Callicott, J. H., Egan, M. F., & Weinberger, D. R. (2003). Brain-derived neurotrophic factor val66met polymorphism affects human memory-related hippocampal activity and predicts memory performance. *The Journal of Neuroscience : The Official Journal of the Society for Neuroscience*, *23*(17), 6690–4. Retrieved from http://www.ncbi.nlm.nih.gov/pubmed/12890761

Hildt, E., Franke, A. G., & Lieb, K. (2011). Pharmakologisches Neuro enhancement Informationsquellen und Akzeptanz unter Studierenden.

Husain, M., & Mehta, M. A. (2011). Cognitive enhancement by drugs in health and disease. *Trends in Cognitive Sciences*, *15*(1), 28–36. doi:10.1016/j.tics.2010.11.002

Kistner, A. (2014). Crystal Meth verbreitet sich in Büros, Unis und Schulen - SPIEGEL ONLINE. *Spiegel-Online*. Retrieved March 11, 2014, from http://www.spiegel.de/panorama/gesellschaft/crystal-meth-verbreitet-sich-in-bueros- unis-und-schulen-a-957720.html

Luber, B., & Lisanby, S. H. (2014). Enhancement of human cognitive performance using transcranial magnetic stimulation (TMS). *NeuroImage*, *85 Pt 3*, 961–70. doi:10.1016/j.neuroimage.2013.06.007

Maier, L. J., Liechti, M. E., Herzig, F., & Schaub, M. P. (2013). To Dope or Not to Dope: Neuroenhancement with Prescription Drugs and Drugs of Abuse among Swiss University Students. *PloS One*, *8*(11), e77967. doi:10.1371/journal.pone.0077967

Matthias Thalhammer, S. H. (2012). Antidepressiva. *netdoktor.at*. Retrieved February 28, 2014, from http://www.netdoktor.at/therapie/antidepressiva-8588

McCabe, S. E., Knight, J. R., Teter, C. J., & Wechsler, H. (2005). Non-medical use of prescription stimulants among US college students: prevalence and correlates from a national survey. *Addiction (Abingdon, England)*, *100*(1), 96–106. doi:10.1111/j.1360- 0443.2005.00944.x

Michael Gazzaniga. (2006). *The Ethical Brain: The Science of Our Moral Dilemmas [Paperback]* (paperback., p. 240). new york: Harper Perennial; Reprint edition. Retrieved from http://www.amazon.com/The-Ethical-Brain-Science- Dilemmas/dp/0060884738

Mihail C. Roco and William Sims Bainbridge. (2003). Converging Technologies for Improving Human Performance. *National Science Foundation*. Retrieved March 05, 2014, from http://www.wtec.org/ConvergingTechnologies/Report/NBIC_report.pdf

Partridge, B. J., Bell, S. K., Lucke, J. C., Yeates, S., & Hall, W. D. (2011). Smart drugs "as common as coffee": media hype about neuroenhancement. *PloS One*, *6*(11), e28416. doi:10.1371/journal.pone.0028416

Ray Kurtzweil. (2013). *Menscheit 2.0 die Singularität naht.* (Lola Books, Ed.) (Taschenbuc., p. 656). Berlin: Ray Kurtzweil. Retrieved from http://www.amazon.de/Menschheit-2-0-Die-Singularit%C3%A4t-naht/dp/3944203046

Richard David Precht. (2007). *Wer bin ich - und wenn ja wie viele? Eine philosophische Reise [Broschiert]* (24. Auflag., p. 398). Goldmann. Retrieved from http://www.amazon.de/Wer-bin-ich-viele-philosophische/dp/3442311438

Robert-Koch-Institut. (2010). GBE Kompakt 3/2012 Pharmakologisches Neuroenhancement, (Maher 2008), 1–7.

S. Schleim . H. Walter. (2007). Cognitiv Enhancement Fakten und Mythen. *Nervenheilkunde,* (Neuroethik & Neurophilosophie), 83–86.

Sattler, S., Sauer, C., Mehlkop, G., & Graeff, P. (2013). The rationale for consuming cognitive enhancement drugs in university students and teachers. *PloS One, 8*(7), e68821. doi:10.1371/journal.pone.0068821

Solomon, P. R., Adams, F., Silver, A., Zimmer, J., & DeVeaux, R. (2002). Ginkgo for Memory Enhancement. *Jama, 288*(7), 835. doi:10.1001/jama.288.7.835

T. K. Metzinger. (2012). Zehn Jahre Neuroethik des pharmazeutischen kognitiven Enhancements – Aktuelle Probleme und Handlungsrichtlinien für die Praxis. *Philosophisches Seminar, Johannes Gutenberg-Universität Mainz.* Retrieved February 15, 2014, from http://tu-dresden.de/die_tu_dresden/fakultaeten/fakultaet_mathematik_und_naturwissenschaft en/fachrichtung_psychologie/i1/allgpsy/lehre/lehreveranstaltungen/Lehre Kroenke Seminar KN/Metzinger_neuroenhancement_2012.pdf

Thaler, D. S. (2009). Improving introspection to inform free will regarding the choice by healthy individuals to use or not use cognitive enhancing drugs. *Harm Reduction Journal, 6,* 10. doi:10.1186/1477-7517-6-10

Watts, L. (2000). The mode-coupling Liouville–Green approximation for a two-dimensional cochlear model. *The Journal of the Acoustical Society of America, 108*(5), 2266. doi:10.1121/1.1310194

Werner Pitsch, Peter Maats, E. E. (2009). Zur Häufigkeit des Dopings im deutschen Spitzensport. *Universität des Saarlandes.* Retrieved February 18, 2014, from http://www.uni-saarland.de/fileadmin/user_upload/Campus/Forschung/forschungsmagazin/2009/1/E mrich.pdf

Wilford, B. B., Smith, D. E., & Bucher, R. (2006). Prescription stimulant sales on the Internet. *Pediatric Annals, 35*(8), 575–8, 581–2, 585–6. Retrieved from http://www.ncbi.nlm.nih.gov/pubmed/16986452

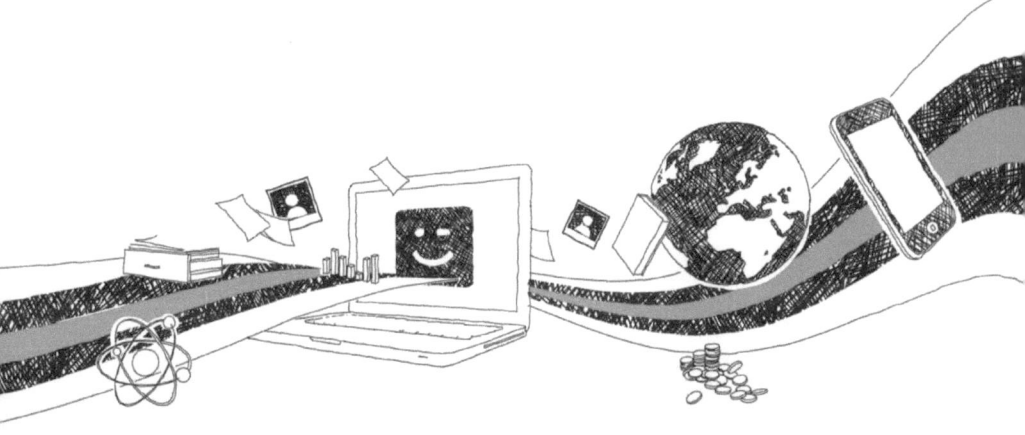
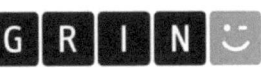